电网员工
抗疫心理疏导
自助读本

张静 编著

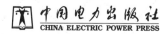

中国电力出版社
CHINA ELECTRIC POWER PRESS

图书在版编目（CIP）数据

电网员工抗疫心理疏导自助读本 / 张静编著. —北京: 中国电力出版社, 2020.5
ISBN 978-7-5198-1545-5

Ⅰ.①电… Ⅱ.①张… Ⅲ.①电网—职工—日冕形病毒—病毒病—肺炎—心理疏导 Ⅳ.① R395.6

中国版本图书馆 CIP 数据核字（2020）第 062696 号

出版发行：中国电力出版社
地　　址：北京市东城区北京站西街 19 号（邮政编码 100005）
网　　址：http://www.cepp.sgcc.com.cn
责任编辑：石　雪　高　畅（010-63412647）
责任校对：黄　蓓　常燕昆
装帧设计：北京宝蕾元科技发展有限责任公司
责任印制：钱兴根

印　　刷：三河市万龙印装有限公司
版　　次：2020 年 5 月第一版
印　　次：2020 年 5 月北京第一次印刷
开　　本：880 毫米 ×1230 毫米　32 开本
印　　张：1.75
字　　数：32 千字
定　　价：20.00 元

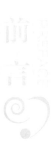

庚子鼠年来临之际，一场由新型冠状病毒感染的肺炎疫情以迅猛之势降临我国。习近平总书记高度重视，作出一系列重要指示，多次主持召开会议，对疫情防控工作进行研究部署，提出明确要求。疫情就是命令，防控就是责任。在以习近平同志为核心的党中央领导下，一场疫情防控阻击战在全国打响，在这场战役中，人们记住了一些响亮的名字，这里面就有——国家电网。

在这场没有硝烟的战争中，在生与死的考验中，国家电网有限公司秉持"保证防疫用电"的信念，没有丝毫松懈，始终如一地坚守在保电的神圣岗位上，冲锋在前，彰显担当，用实际行动履职尽责，践行"人民电业为人民"的初心和誓言。

在生命的救助过程中，心理干预从未缺席！身处抗疫一线的电网员工在生命安全受到威胁时，会产生担忧、焦虑、恐慌等情绪，侵扰着心理的堤坝，加重了疫情带来的伤害。为了缓解电网员工的心理压力，提高心理免疫力，增强战胜疫情的信心，中国电力出版社配合国家最新发布的《新型冠状病毒感染的肺炎疫情紧急心理危机干预指导原则》中有关公众心理社会支持内容，组织专家撰写了《电网员工抗疫心理疏导自助读本》，为电网员工的心理健康筑牢防疫堤坝。

　　疫情当前，电网员工万众一心，心手相连；疫情当前，电网员工风雨同舟，众志成城；我们坚信，中华民族抗疫斗争的决战中，疫情终将望而却步，胜利必将属于我们！

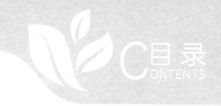

C目 录
ONTENTS

前言

01 第一篇
面对疫情不慌张

12 第二篇
前线抗疫多保重

21 第三篇
居家调节保平安

34 第四篇
复工返岗重防控

44 附录　心理健康问卷

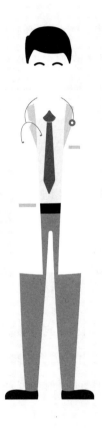

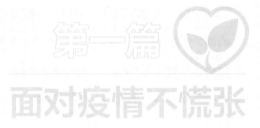

第一篇
面对疫情不慌张

新型冠状病毒感染的肺炎防护读本

人类历史是一部悲壮的与病毒博弈的历史，病毒引起的瘟疫曾给人类带来过惨痛的记忆。远有天花、脊髓灰质炎（小儿麻痹症），近有重症急性呼吸综合征（SARS）、埃博拉出血热、中东呼吸综合征（MERS）……全球每年有数十万人因与流感病毒相关的呼吸系统疾病而死亡。从 SARS 到新型冠状病毒感染的肺炎（简称新冠肺炎），病毒性肺炎从未走远。

SARS、流感病毒性肺炎和新冠肺炎尽管病原体不同，但它们都是病毒性肺炎。我们没有特效药，即便有了具有一定效果的药物，对病毒起到的作用也仅是"抑制"。那么很多被病毒感染的患者是怎么好起来的？归根到底，靠的就是人体的自我防御能力。

健康的底层逻辑是人体免疫，人体有着神奇的自我防御能力。自我防御和修复是人类在数百万年进化过程中形成的一种对抗损伤和疾病的自我保护机制。病毒感染时，良好的人体免疫力就是最重要的自我防御能力。

我们要在疫情面前保护好自己，不仅仅需要强大的医疗，更需要自身良好的免疫力。在一项最新研究中，研究人员对一组大学生新生的乐观指数和免疫系统的相应反应进行了跟踪记录分析。研究发现，生活态度越乐观的人，细胞免疫功能（即机体对抗外来病毒和细菌的功能）就越强大。而一旦乐观指数有所下降，细胞免疫功能也会相应降低，因此得出结论：乐观的生活态度不仅能够改善人的情绪，还能够提高人体免疫力。疫情期间，维护心理健康、保持乐观心态非常重要。

心理扫描：面对疫情，这些情况你有吗？

　　随着新冠肺炎感染疫情的延续，很多电网员工不同程度遭遇了种种情绪起伏，甚至出现心理障碍。你是否也经历了一会儿流泪感恩，一会儿愤怒难过的情绪变化？

1　紧张焦虑情绪

 心神不安、坐卧不宁，容易发脾气，不受控制地关注各种相关信息。

 总担心新冠肺炎会降临到自己或家人身上。

2　疑病状态，担心自己被传染

 感到被新冠病毒的各种信息包围，听到各类疫情信息就莫名紧张。

 怀疑自己患了新冠肺炎，多次要求医生尽快给予确诊和治疗。

　　电网员工小黄在返岗前夕体检时正巧感冒发烧。医生在为他听心肺时，低声自语说："肺部好像有点啰音……"小黄就紧张地问医生是不是新冠肺炎，严重不严重。医生认真听后告

3 抑郁情绪

感到悲观，精神振作不起来，心情不愉快，觉得没意思，有食欲不振或暴食现象，甚至出现体重骤降或骤升。

4 睡眠障碍

大多数员工在疫情期间外出时间锐减，致使睡眠节律紊乱，表现为难以入睡或睡眠时间缩短、质量差。如果短期内不能正确应对，发展成一些不良习惯，容易转化为慢性失眠。

紧，胃里面翻滚发烫，有时会想呕吐。他说已经做过很多医学检查，没有发现器质性疾病。

5　强迫症状

有的员工不断想起新冠肺炎的严重后果，并为此感到痛苦。

6　躯体症状

当人面对较大压力时，不良情绪会转化为躯体症状，包括躯体疼痛、头晕、乏力、口干、低热、食欲不振、消化不良、腹部不适等自主神经功能紊乱的各种表现。

7　压力相关的身体疾病

持续的情绪压力会导致多个系统出现问题。

 呼吸系统表现为哮喘发作、气道内异物感、胸闷、干咳等，慢性支气管炎或肺气肿发病或病情加重。

 内分泌和代谢系统表现为代谢紊乱、血糖不稳、甲状腺功能异常等。

 心血管系统表现为长时间压力后血压升高，诱发高血压病、冠心病、心绞痛，甚至心肌梗死等。

 消化系统表现为各种胃肠道症状，如打嗝、腹泻、便秘、消化道溃疡等。

为心灵戴上"口罩"：心理自助调节

新冠肺炎来势汹汹，又变化莫测。面对关乎生命的大事，我们自然会感到焦虑和恐慌——这是极自然的。但我们在传递各种"免疫偏方"的时候，往往容易忘记"情绪的安定"其实才是最强的免疫能力之一，稳定的情绪会在身体中释放积极信号，从而活跃免疫细胞，让人体的免疫力增强。而负面情绪会降低免疫细胞的活力，使人容易被疾病侵袭。因此，面对疫情，我们要积极地打造阳光心态。

1 科学地了解新冠肺炎

根据国家卫生健康委员会公布的信息，本次疫情中的新冠病毒属于 β 属的冠状病毒，对紫外线和热敏感，在 56 摄氏度条件下，30 分钟就能被杀灭。乙醚、75% 的酒精、含氯消毒剂、过氧乙酸和氯仿等脂溶剂均可有效灭活病毒。基于目前的流行病学调查和研究结果，潜伏期为 1~14 天，多为 3~7 天；传染源主要是新冠病毒感染的患者，无症状感染者也可能成为传染源；主要传播途径为经呼吸道飞沫和接触传播，在相对封闭的环境中长时间暴露于高浓度气溶胶情况下存在经气溶胶传播的可能，其他传播途径尚待明确；人群普遍易感。本次新冠肺炎纳入乙类法定传染病、采取甲类管理。

新冠肺炎的主要临床表现以发热、乏力、干咳为主。少数患者会伴随有鼻塞、流鼻涕、腹泻等症状，多数病人病情相对较轻，休息和对症治疗以后可以痊愈。病情严重的患者会表现出急性呼吸窘迫综合征，甚至出现难以纠正的代谢性酸中毒，以及凝血功能障碍这一类的表现。仅有一小部分患者会表现出低热，或者是轻微乏力，没有肺炎的症状，在一周之后，会慢慢地恢复。

临床上，如果表现出新冠肺炎的症状时，应该及时地进行血常规、CT以及鼻咽拭子等呼吸道标本病毒核酸基因检测和病毒抗体测试，作出准确地判断。

2 照顾好自己

01 量体温。每日测量体温，评估身体状况。如果出现发热症状要及时报告和就医。

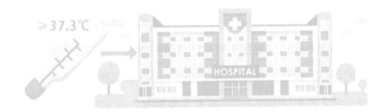

勤洗手。应洗手的场合包括：饭前、饭后；触摸过公共物件，如扶手、门柄、电梯按钮、公共电话后；触摸眼、口、鼻前；如厕后；吃药之前等。七步洗手法口诀："掌心对掌心；手心压手背；十指交叉摩；手握关节搓；拇指围轴转；指尖掌心揉；手腕别放过。"

戴口罩。外出戴好口罩，注意正反，将折面完全展开，压紧鼻夹。

常通风。每日开窗通风至少 3 次，每次不少于 30 分钟。同时要关注气温变化，注意增减衣物，谨防感冒。

每日开窗
通风至少 3 次，
每次不少于 30 分钟

规律生活。顺应自然，避免睡前长时间看手机，早睡早起。

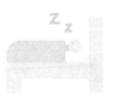

健康饮食。饮食多样化，健康饮食应该包含六大类食物：蔬菜、水果、谷粮、蛋白质（鱼、肉、奶、豆、坚果等）、水、油（橄榄油、菜籽油等）。这些饮食包含了人体所需的营养成分，除了提供必不可少的热量以外，还包含人体所需的微量元素。多吃蔬菜和水果，控制盐和糖的摄入；不吃深度加工过的垃圾食品（薯片、方便面、可乐等）；适量口服维生素 C 可以提高个人抵抗力。

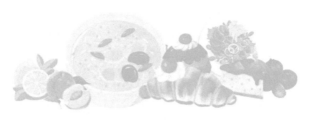

科学锻炼。疫情形势下，大家减少了外出活动，要积极创造条件，开展丰富多彩的室内活动。如练习书法、做体操、瑜伽、太极、八段锦、五禽戏、舞蹈等。

列一个令自己感到愉悦的 To-do 清单，并执行它。平日里你一定知道做什么事情会令自己开心，列出来并执行它。例如，允许自己哭一哭，写出自己的想法或感受，玩一些不费脑子的小游戏，深呼吸，抱抱可以慰藉你的物品，泡热水澡或冲澡，与人聊天等。

减少因信息过载带来的心理负担。在危机时，尽量控制自己每天接收有关信息的时间，在睡前不宜过分关注相关信息，不道听途说，不关注小道消息，减少杂音。

与自我对话，自我鼓励。我们有一种自言自语的特殊能力，可以利用这种能力训练自己克服艰难。你可以这样告诉自己："它可能不好玩，但我可以应付它""这会是一段很重要的经历""我不能让焦虑和生气占上风"。

运动。运动的好处在于帮助减少精神上的紧张，增强心血管机能，增加自我效能，提高自信心，降低沮丧等。适当地做做运动，可以很好地调整心态。

正向思维。不要只往坏处看，很多文章也许只是在贩卖焦虑。注意每日资讯中的事实和数据，根据事实，判定自己的担忧是否合理（例如发病率、死亡率、治愈率、医疗方法的发展、新的药物等）。多回忆在每一次遇到危机时你曾如何面对。以合理的态度看待事情，尝试以更广阔的角度了解问题的影响，问题会带来短暂的影响，但事情终将成为过去。保持对前景的盼望，即使在危急时期，也不要忽略我们身边的美好事物。

2

 第二篇

前线抗疫多保重

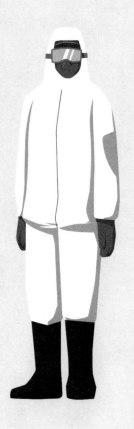

2020 年 1 月 23 日 24 时，暴雨。

国网武汉供电公司的工人们，已经在高压电线杆上工作了两个多小时。雨水一波又一波打在身上，视线已经模糊，但他们还得再坚持一会儿，因为两条 10 千伏线路必须尽快移走，不然施工单位就没法进场施工。

"有的在上面一待就好几个小时，饭都放在下面，因为他下来吃饭再上去就会耽误时间，干脆就不吃饭。那身上全都是湿的，一直都下雨……"项目负责人胡浩回忆说，"那个时候就是打仗！5 万平方米的工地上，几十家单位同时施工，都在赶工期，谁都不敢落下！"

等到通电那一刻，一切努力都是值得的。"就一个点我守了三天三夜，一直在协调！因为车子都要进来。直到第三天晚上 10 点，终于那个路不让走车了，给了我两个小时……"

原来，胡浩他们要铺设一段 8000 米长的电力电缆，但这段电缆管道正好在进出火神山医院的交通主干道下面。要施工就得封路，一封路，所有单位的施工车辆就都得停下来等着。怎么办？把封路时间压缩得越短越好，胡浩他们只能拼了！

1 月 31 日 23 时 49 分，胡浩永远记得那一刻。在"嘀嗒、嘀嗒"声中，一排排电源指示灯相继闪烁，变压器"嗡嗡"运转，火神山医院顺利通电了！

在这场没有硝烟的战场中，在这生与死的考验中，电网员工秉持"保证防疫用电"的信念，用实际行动履职尽责，践行了"人民电业为人民"的初心和誓言。

新冠肺炎疫情的突发性、不可预见性和电网工作的紧迫性，致使疫情中坚守岗位的一线电网员工在心理上受到不同程度的冲击，有些员工甚至出现心理应激反应，造成个体心理和生理功能的改变。

1 心理变化

担心恐惧。无论是抢修还是接电，无论是调度还是运行工作都存在着感染的风险，电网员工头脑里可能会出现担忧、回避等念头，伴随心慌、出汗、发抖等躯体症状，表现为畏惧的行为。

过度疲劳。疫情暴发后，电网一线员工人数不足，不能及时轮班休息，甚至为了节约隔离衣而不敢吃饭、不敢喝水、不敢上厕所。同时由于休息严重不足、饮食条件较差，容易感到精疲力竭、情绪低落或情感淡漠，产生不满情绪或无力感、无助感等。

紧张焦虑。防疫期间上级会反复强调保电工作的重要性，调度运行人员的神经始终紧绷，施工、维修工作任务重、时间紧迫，加上交通、人员的管控，施工的材料、设备、人员都很难完全到位，电网一线员工会产生紧张焦虑感，甚至感到手足无措。

急性应激反应。急性应激反应往往发生于个体突然遇到应激事件或其所处环境突然发生巨大变化时，或者发生于灾害幸存者身上。一般表现为焦虑、抑郁或恐惧状态，往往伴有身体不适、睡眠质量低下等多种问题。

　　电网员工小李是做内勤工作的，春节期间本来在家里休息，疫情暴发以后，由于"方舱医院"的接电任务重，员工严重不足，上级临时抽调他进入建设工地。小李进入工地以后，开始很紧张，总是担心自己被感染，思维变得缓慢，注意力不能集中，产生抑郁情绪，有时还会对同事发火，发火后又产生内疚感，觉得自己什么也做不了，完全无用。他开始难以入睡，身体有时会不自主发抖，伴有头痛、胃肠道不适感等。这实际上就是突然换到暴露环境而产生的急性应激反应。

创伤后应激障碍。指个体经历、目睹或遭遇一个或多个危及自身或他人生命，或受到死亡威胁，或严重受伤，或躯体完整性受到威胁后，所导致的持续存在或延迟出现的精神障碍。

　　电网员工小王在隔离病房进行抢修工作时，一位确诊新冠肺炎的男性中年患者情绪比较激动，突然扯住小王的隔离衣，大声喊叫："你们为啥穿着隔离衣，我都是被别人感染的，我要死了！"小王快速挣扎着逃离病房，但是止不住全身发抖，刚才的一幕不断在脑海闪现，不敢再进入这间病房工作。他开始晚上做噩梦，白天容易被惊吓，注意力不能集中，难以持续工作，持续数日仍然不能缓解。这就是创伤后应激障碍。

2 生理变化

01 各种生理不适。由于持续高负荷工作，出现肌肉紧张度增高，全身不同部位肌肉疼痛，尤以颈肩疼痛、腰痛明显。无食欲，食量减少，伴随恶心、呕吐等症状。因劳累而致疲劳感明显，少数人休息后也不能缓解。

02 失眠。由于过度紧张，入睡慢，甚至数小时都难以入眠。有时做噩梦，易惊醒，醒后迟迟不能入睡。

03 自主神经功能紊乱。可出现头晕、头痛、口干、出汗、心慌、胸闷、气短、呼吸困难、尿频、尿急、月经紊乱等自主神经功能紊乱症状。

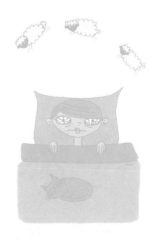

为心灵戴上"口罩"：心理自助调节

　　由于工作原因，电网一线员工与外界有诸多近距离接触，罹患新冠肺炎的风险更大。此外，他们可能还面临着防护经验不足、不被理解等压力，经历着与亲人分离和担忧亲人等痛苦。因此，电网一线员工出现情绪方面困扰和心理方面危机的风险更高。而良好的心理状态是更好地帮助他人和应对疫情的前提：一个恐慌被感染又怕被问责的电网管理者很难组织起快速有效的疫情应对，一个心理恐慌崩溃的电网员工很难高效地为社会服务。因此，帮助电网一线员工积极进行心理自助和疏导非常重要和必要。

1 情绪调节

　　由于疫情发展迅猛，高强度、高负荷的工作压力，容易使电网一线员工感到无助、自责，致使自信心降低，其结果不仅给个人带来沉重的心理压力，同时也降低了工作质量与效率。所以在特殊时期尽快调整情绪、保持良好的工作状态是电网一线员工心理自助的重要内容。

接纳情绪。在非常时期自身处于应激状态时，出现的各种负面情绪，如焦虑、紧张、惊恐、内疚、抱怨等，是一种正常的反应，不必刻意压抑或否定这些负面情绪。如果一味地抗拒情绪，会使自己更加沉浸在负面思维和情绪中。接纳情绪只是让我们接受现实，而不是对情绪揪着不放。

释放情绪。要学会宣泄释放，宣泄有多种方法，可根据自身状况，采取利用电话网络找家人亲友倾诉等方式，以获得共情、关怀、鼓励和支持，这是一种积极的力量，而且倾诉本身能缓解情绪。如果想哭，就大声哭出来，不压抑自我，把不良情绪发泄出来。还可以利用换班、用餐小憩时机和每晚入睡前，打开手机听听轻松愉快的音乐，哼唱悦耳动听的歌曲，转移注意力，放松紧绷的心弦，抚慰受伤的心灵。

自我关怀。用对待好友的方式对待自己。我们有时对人很宽容，却对自己过于严苛。写下几件让自己平静、快乐的事，贴在工作准备间、晚休的床头显眼处，常看它。工作期间，严格规范操作，做好自我防护。

寻求专业帮助。当无法进行自身调节，或出现严重情况时，需要及时寻求专业人员的帮助。

让紧绷的身体得到放松，让紧张的心情轻松平静。

腹式呼吸。一只手放在胸部，另一只手放在腹部，通过鼻子吸气，让胃部鼓起来（鼓肚子）这意味着用全肺呼吸。尽量使上胸部活动最少，保持缓慢地吸气。缓慢、均匀地将废气从鼻子呼出。重复几次，保持一定的节律，以一分钟 8~12 次呼吸为宜（一次呼气和吸气算作一次完整的呼吸），初练时，可能无法熟练判断节律，尽量不要快速深呼吸。

着陆技术。关注一个小东西，选一个能放在桌上的，不容易碰坏的，不引起情绪波动的。可以是任何东西，比如一支笔、一朵花、一块手表、一枚戒指、一个茶杯之类的东西。在房间里找个舒服的地方坐下，确保在几分钟内不会被干扰，然后把所选的东西放在前面的桌上，关掉一切干扰声。如果你有表或者闹钟，设置 5 分钟的时间，每天做 1~2 次这个练习。

音乐放松。可上网搜索音乐，利用换班间隙、用餐小憩、工余期间、晚睡之前选择性地听听音乐。

蝴蝶拥抱。双臂交叉，左右手交替拍打自己的肩膀，或轻轻揉揉肩膀，左右交替的运动能够同时激活左右两边的脑区，缓解焦虑，另外皮肤的抚摸对建立安全感也至关重要。

第二篇　前线抗疫多保重

　　合理膳食、注重营养、劳逸结合、保证睡眠，以增强体质、提升免疫力。如果应激反应持续频繁下去，可以向上级请假，暂停一下急匆匆的脚步，让自己得以休息恢复。

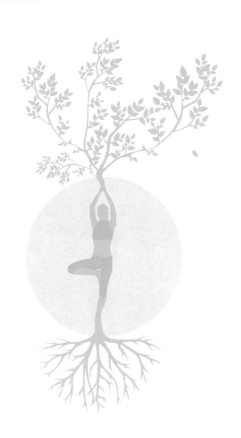

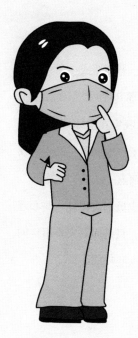

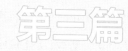 第三篇

居家调节保平安

　　新冠肺炎疫情爆发后，全民变成厨师，老师变成主播，父母变成私教，只有孩子们依然是"神兽"。"希望 19 楼不要在楼上跳绳，因为孩子要上直播课。""不好意思，我家在上体育课"……这些网络流传的段子让网友直呼：快笑哭了！电网员工的生活模式发生了很大变化，基本上是上班回家、两点一线的"宅生活"。

　　由于家庭生活模式的改变，每个家庭成员都会出现一些心理反应，从心理学上来说，这些都不是症状，只是面对灾难事件的一种正常心理反应，我们每个人都可能有这些反应。

心理扫描：面对改变，这些情况你有吗？

1 失眠

疫情期间，我们随时关注着疫情的各种信息，所以会紧张、焦虑、心烦。以前睡眠正常的人，在疫情期间，由于情绪起伏比较大，也常常会失眠。

2 情绪起伏大

我们会因为疫情的好消息感到特别高兴，如一个个清零的数据；也会因为坏消息感到失落，如不断上升的境外输入患者人数、新冠肺炎的国际大流行等，所以情绪起伏会非常大。

3 感到恐惧

现在官方还没有正式发布针对新冠肺炎的特效药，疫苗还在研发中，抵抗感染只能靠个人的免疫力。因此我们就会设想各种可能性，甚至看到病人过世的报道会联想到自己，恐惧感就产生了。

4 强迫行为

有些自己明明不想这样做的事，但是又控制不住地去做了，做完之后心里更加烦躁。

比如想把手机放下，可还是睡不着，就打开再看微信群里的各种信息。明知道这些行为不能再这样持续下去，但是控制不了，做了之后越发自责，越发慌乱。

> 　　电网员工小舒基本每半个小时洗手一次，用洗手液反复搓洗，甚至搓红，快要把手洗"烂"了；每天会在室内喷洒十几次消毒液，担心病毒存留在房屋内；每天不间断浏览各种疫情消息，晚上不睡觉一遍遍地想起这些信息，整个人充满紧张与焦虑；常常不敢出门，认为外面"太危险"，每天花大量的时间担心、害怕……

5　兴趣丧失

开始居家时会打打游戏，一段时间后感觉游戏也没意思了。以前挺喜欢唱歌的，现在也不感兴趣了。各种兴趣都在丧失，兴致在降低，出现抑郁症状。

6　担心和焦虑

担心家里的老人、孩子不戴口罩，或者家人从外面回来后，会特别担心他感染病毒，因此产生过多的担心和焦虑。

执着于"我的问题马上要给我解决"，变得孩子气，"我的袜子踩脏了，你必须要把新袜子给我，必须要给我洗干净"，只有小孩子才会这样。

例

　　电网员工小谢是个 10 岁男孩的母亲，疫情爆发以来，她被儿子搞得有些"抓狂""因为每天很少出门，孩子的脾气越来越差，怎么劝说都不听，我都不知道该怎么办了"小谢一直以来工作很忙，很少有时间陪伴孩子，受此次疫情影响，好不容易有时间陪孩子，却遇到了与孩子难沟通的问题。

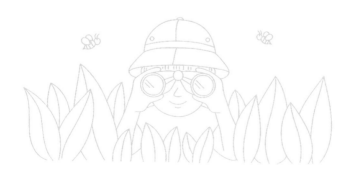

为心灵戴上"口罩"：心理自助调节

　　我们首先要了解当地政府和企业对我们的要求，并遵守这些规定，同时在居家期间进行自我调整。

1 居家防护注意事项

 尽量减少外出，不聚餐，不扎堆。

 开窗通风，使室内空气直接与室外空气交换。

 合理规划饮食和作息，保持充足的休息，食物要清淡、多样化，保证营养充足。

 用过的纸巾、口罩及其他生活废弃物丢入专门的带盖垃圾桶内，垃圾桶每天要清理。

 及时做好物品消毒，可使用消毒剂擦拭、清洗等。

 出现发热、咳嗽、气促等急性呼吸道症状，立即前往发热门诊。

疫情期间，减少外出，不能去公共娱乐场所，不能团聚等，都会让情绪烦躁，一点点小小的刺激，就会让情绪不再稳定，总是想宣泄自己的不良情绪，却发现无法宣泄。心理学研究表明，人体内有各种生物钟，并有各自的循环周期。如智力生物钟、情绪生物钟、体力生物钟循环周期分别为 33 天、28 天和 23 天。因此人有时感觉情绪波动和心情烦躁是很正常的。虽然我们不能改变自己的生物节律，但可以通过调节缓解不良情绪，缩短情绪波动的时间，减少心情烦躁带来的不良影响。下面介绍几种方法。

心理暗示法。心理暗示有积极暗示和消极暗示之分。心情不佳时，如果对自己采取消极暗示，只会"雪上加霜"，更加烦躁。这时应该采取积极暗示，告诫自己这只是暂时现象，乌云终会散尽，可以静静思考以下问题：我为什么焦躁？我为什么要因为这件事而焦躁？这件事对我的影响真的这么恶劣吗？如果是别人遇到这件事我会怎么劝他？想到这里你心里就会有一个答案。最后如果你还有一丝不快，那么请想一下，你会因为这一件事失去微笑和快乐心情，也会导致你无法和家人朋友愉快地聊天、做自己喜欢的事情。

注意力转移法。如果你因为某件事或某个人而感觉心情烦躁，注意力无法集中，就不要强迫自己做事。这时不妨看看电视、听听音乐、写写日记、吃吃零食，或者读一两篇美文。这是"磨刀不误砍柴工"，你的情绪会很快稳定下来，这样才能更好地做自己该做和想做的事。

思想交流法。人们有同他人交流的欲望和需要。有些人不想让别人知道自己的心事，不愿意把心里的苦恼、委屈和悲伤说出来，这样不仅无助于问题的解决，而且会加重自己的烦躁，久而久之还可能产生心理障碍。正确的做法是找一位知心朋友交流，也可以上网和网友聊天，或者对着家里的某一件物品说话，倾诉自己的心事，让自己不再烦躁。

运动释放法。心情烦躁时，可以在室内做些运动，活动一下筋骨，在不影响别人的情况下，打开窗户，对着远方吼上几声，让自己全身放松。这些做法经实践证明很有效，也印证了"生命在于运动"这句名言。

自我放松法。在烦躁不安时，先让自己坐下来。紧握拳头，并绷紧胳膊，体验上肢的紧张感觉，然后把拳突然放开，体会手臂的沉重、无力、放松。反复做几次，身体的放松会带动精神的放松。

运用颜色法。颜色会影响内心的情绪，多看看鲜艳的颜色，不管是穿着或是环境的设计装潢都向着温暖的颜色靠拢，温暖鲜艳的颜色可以调节情绪。黑色、灰色、青色、蓝色会使人情绪低落，而橘色、粉红色、金色等则会使人心情愉快。

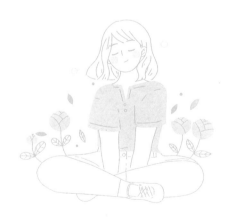

3 ▷ 居家生活时，如何进行家庭关系调节

01 家庭面对突发事件的应对能力。突发的疫情考验着每个家庭的应对能力。在"战时机制"的大环境下，我们的家庭应对能力显得相对较弱。比如食材、燃料等生存物资储备不足，家庭常用消毒用品欠缺，掌握的基础医学知识不足等。家庭各种安全（卫生、防震、防火等）应急储备是应对危机之需和信心的来源，是生命教育、生活教育的一部分。此次疫情再次提醒我们：一个有远见的家庭，必然要具有常备无患的意识，建立家庭应急防范的习惯，培养从容面对灾害的能力。

02 家庭生活方式的把控能力。为了阻断疫情的蔓延，大家都响应政府号召，减少外出，居家防疫。以前是社会中的家，现在是家中的社会；以前是外力推动下的被动接受，现在是内在驱动的主动适应；以前是按照社会的节奏走，现在是按照自我的节奏走；以前是"他"安排，现在是"我"计划；以前有监督，现在靠自律。如果生活颠倒无序、卧躺无时、刷屏无节、吃睡无常、动静无律，那么家庭就彻底乱了。如何在相对封闭的环境里，保证家庭成员的工作、生活、学习不被打乱，考验着家庭的管理能力和水平。

电网员工抗疫心理疏导自助读本

30

家庭关系的相处能力。长时间居家为家庭关系提供了难得的空间。家长可以利用这段时间弥补平时对家人特别是孩子关心照顾的不足，融洽一下关系。但是固定的空间，密闭的环境，单调的重复，时间久了关系也会由亲密和谐转向疏离回避，难免有紧张之下的失控行为和烦躁郁闷时的过激行动。如何把握好度，将直接影响家庭教育效果。特殊的情况，为居家相处提供了充裕的融合空间，我们要建立亲疏有度、宽严有序的家庭关系，营造健康的家庭环境。

家庭时间管理的能力。如何管理好居家的时间，是对家庭管理能力的考验和挑战。时间对每个人、每个家庭都是公平的，但是每个人、每个家庭对时间的态度却是不同的。有的人无节制地浪费，有的人高效地利用，有的人在用琐碎的时间，有的人在琐碎地用时间。时间不会撒谎，也不会骗人，只会告诉你答案。居家的时间是家长教育子女如何管理时间的好契机。一要考虑时间的规划和执行，二要重视时间的利用效率。家长教给孩子一扇时间管理的门，打开的将是一片蔚蓝的天。

05 陪伴孩子学习的能力。居家学习考验的是孩子，挑战的是父母。当课堂走进客厅，孩子适应这种居家学习吗？学习专注吗？能达到预期效果吗？这些问题都在等着家长去回答。此时，孩子学习问题的暴露，是一个个真实教育场景的再现，让家长更清楚地观察孩子，为家长真正打开了家庭教育的崭新窗口。

06 家庭情绪的调适能力。由于疫情，家庭成员长时间居家，生活可能无规律，难免会出现恐慌、害怕、焦虑、压抑等情绪，家庭也会感染"情绪流行病毒"，出现"家庭情绪疫情"。虽然心里明白要怎样做，但很容易被情绪牵着走。一旦落入消极情绪的沼泽，便无法轻易脱身，这种状况会三番五次地出现。负面情绪的纠缠，会让家庭成员互相伤害，留下心灵的疤痕。新冠病毒是生理的病毒，负面情绪是精神的"病毒"，生理的病毒侵害的是肉体，精神的"病毒"侵害的是灵魂。生理患病及时治疗就能痊愈，但是精神创伤是长久的，这种伤痕有时很难愈合。所以，我们要及时坚决阻断这种病毒的生长，还家庭清爽的心灵空间。

没有任何一件事是完全糟糕的，疫情是一次全民健康生活方式的教育。在疫情的影响之下，电网员工健康的生活习惯被进一步强化和普及，消毒液、口罩已成为居家必备的用品，戴口罩出入人员密集场所成为一种良好的生活习惯。眼下，随着疫情监测数据的持续向好，电网员工的生活趋于正常，国家经济的发展逐渐步入正轨。疫情过后，我们一定会拥有更加美丽整洁的家乡，我们也会更加健康幸福。用感恩的方式对待生活，你的心就会被注入一股清泉，会变得很平静，烦躁就被赶走了。

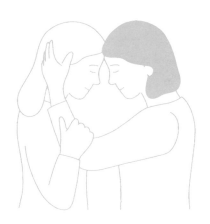

4

第四篇

复工返岗重防控

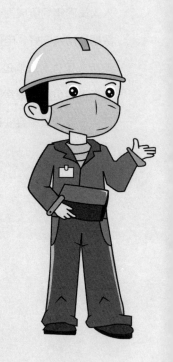

新冠肺炎是新发现的乙类传染病，实行甲类传染病管理，具有传播速度快、人传人等特点，主要传播途径是飞沫传播，亦可通过接触传播。原则上，所有人都是易感人群，老年人及有基础疾病者感染后病情较重，儿童及婴幼儿也有可能被感染。戴口罩、勤洗手对个人防疫极其重要。控制传染源、切断传播途径、保护易感人群是防疫的有效手段。全面复工在即，疫情防控进入关键时期。

心理扫描：面对复工，这些情况你有吗？

1 急，急于返岗心态

这个时候还有期待上班的人吗？有的，一是工作走不开，需要一直在岗位坚守；二是迫于生计，必须出外务工赚钱，保障基本的生活。

2 迫，迫于返岗心态

相当一部分人持这种心态。防疫工作需要重视三个字："宅、戴、洗"，第一个字就是"宅"，宅在家，可很多人却不得不出门，必须返岗复工。

3 怕，惧怕返岗心态

返岗复工时会出现担心、害怕甚至恐惧等心理。例如担心环境是否安全，不敢与人接触怕传染，担心自身防护措施不到位被感染，不敢去公共场所，担心工作压力大导致自身免疫力降低等。

如果对自己所处的环境感觉失去控制，人们就会感到压力，而不可预测性的环境会大大增加人的应激反应。在疫情尚未得到完全控制前，形势随时都会变化，有很多不确定性，随之而来的是很多风险，人的控制感会下降。

由此带来的过度焦虑和恐惧会产生躯体症状，如感到头痛、身体乏力，这些与肺炎类似的症状更让人心神不宁，加剧负面思维，加重不良情绪。

例

电网员工小赵从疫区回来，未感染，也过了隔离期，但不相信专家的话，对自己身上到底有没有病毒感到深深不安，怕传染给家人，有很深的罪恶感，头疼，身上不舒服，但不敢就医。他不敢让人知道自己去过疫区，怕受到同事、业主的嫌弃和排斥。

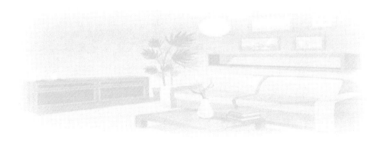

为心灵戴上"口罩"：心理自助调节

1 配合企业做好防护工作

　　复工期间，个体的焦虑情绪主要来源于工作期间不可避免地与人接触，从而担心自己无意之中被感染。要缓解这种焦虑情绪，最好的办法就是做好个人的防护工作，减少与人密切接触的概率。

01　做好健康监控，及时作出判断。虽然我国防疫工作积极向好，但我们依旧不能掉以轻心。由于传染率高，复工后，我们不仅要时刻关注自己是否有发热、咳嗽、腹泻等症状，还要关注身边的朋友、家人、同事是否有类似的情况出现。如果自己或者上述人员出现了类似症状，应第一时间上报企业单位或者社区工作人员，及时就医，以免出现交叉感染等情况。

02　上班途中尽量采用自驾、步行、单车等非公共交通工具。由于公交车、地铁等公共交通工具人员较为密集，环境又比较封闭，因此交叉感染的概率很高。所以，上班族在通勤路上应尽量选择自驾，距离近的则可选择步行或者骑单车上下班，既有益于身体健康，又能避免交叉感染。如果通勤路程较远，不得不选择公共交通工具，则需要全程戴好口罩，检查是否能阻隔与外界空气的直接接触，同时尽量不接触各种把手，或使用一次性塑胶手套，降低途中的感染风险。

到岗测体温，勤洗手，戴口罩。除了自我防护外，也要配合公司单位的门卫管理，每天上班前自觉在门岗处进行体温测量。员工个人身处办公环境时，要进行上午、下午各两次的开窗通风，且时间不得短于半小时；勤洗手，全程佩戴口罩，避免长时间开会；就餐时由于需要脱去口罩，因此员工彼此的距离需保持在1.5米以上，避免聚餐。

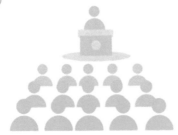

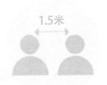

1.5米

办公室使用室内医疗级空气净化器，卫生间盖好马桶盖进行冲水。在办公环境中，同事之间经常会出现近距离接触，而且每天上班8小时，即使实时进行消毒，也会有病毒残留。新冠病毒主要是通过飞沫进行传播的，有可能会通过粪口传播，甚至会通过气溶胶传播，因此我们在使用公司的公共卫生间时，需要将马桶盖盖好再进行冲水，避免由于冲水量的增大造成微生物气溶胶在空气中含量的增加。

2 > 有针对性地调整自己的心态

疫情给大家的生活按下了"暂停键",随着全面复工复产,一切如春风扑面般欣欣向荣起来,大家也在经历各种挑战,一方面防控疫情不能松懈,另一方面同心协力追回停工损失,此时,心态的调整极为重要。

多问自己几个"真的如此吗"。焦虑和恐惧是个体在面对压力时的正常反应。全国上下齐心协力防控疫情,在这种大背景下,适度害怕焦虑既是可以理解的,也是正常的,而且适度的焦虑可以让自己对防止病毒感染保持必要的警惕。从目前的病例来看,多数患者预后良好。如果身体健康,保持积极的心态、良好的生活习惯,便可以提升免疫力,再加上工作区域规范的消毒,以及科学的自我保护,能够有效地预防感染。当感到恐惧时,深呼吸,从1数到10,冷静下来,多问自己几个"真的如此吗"。理智的思维能够帮助我们发现自己的某些恐惧是不必要的。

与他人比一比。疫情发生以来,医务人员一直战斗在抗击疫情的第一线;很多社区工作者、公务人员、物资保障人员早已复工,很多电网员工一直战斗在工作岗位上,比比这些人,心理是否会平衡些。他们能挺过最危险的时段,我们也有信心做好现阶段的复工,回到正常的生活状态。

电网员工抗疫心理疏导自助读本

03 合理制订工作目标和计划。转移注意力，由关注疫情转向专心工作。在前一段居家隔离期间，正值疫情快速扩散之时，人们把更多的注意力放在疫情报道上，现在疫情逐渐得到控制，因此，复工之后应把注意力放到工作上来。工作期间尽量控制自己减少对疫情消息的关注，全身心投入工作中去，合理制订工作目标和计划，高质量完成工作任务，逐步进入正常工作状态。专注工作，工作效率的提高会带来成就感，带来正面的积极的情绪体验。

04 加强运动。通过有氧运动，比如跳绳、开合跳、波比跳、高抬腿、踢臀跳等动作，加速血液循环，增加氧气供应，出点汗，次日清晨必定神清气爽。在假期里长期不运动的人，可以做几组拉伸运动，缓解肌肉的僵硬，增强关节的灵活性，让肢体舒展、体态优美。长时间静坐后，可以通过动态拉伸，促进血液循环，激活肌肉，恢复精神，缓解疲劳。对于有锻炼习惯的人来讲，不妨做几组力量训练来给心脏"拉拉高速"，比如俯卧撑、仰卧起坐等，或者借助哑铃、拉力器等工具锻炼，几组下来，自己都能听到心脏跳动的声音，用心脏强有力的跳动证实生命的活力，有助于赶走心理阴霾，精力充沛地进入工作状态。

避免"共情伤害"。所谓"共情伤害",是当人们长期大量关注灾难信息,出现同情心而导致的代入感,会伤害心理健康,导致抑郁、焦虑、愤怒甚至精神崩溃。日常生活中,当我们陷入某种情境时,停下来,看看此时此刻自己经历了什么。这可以使我们有可能就地把负面的能量或信息消解掉,避免给自己造成无谓的消耗和损害,帮我们把负面信息转化为正面、积极、有助生命成长的力量。学会自我放松,通过学习一些简单的方法进行自我放松,消除负面情绪。

◎呼吸放松法。口腔闭合,用鼻腔慢慢吸气,屏气5～10秒,然后打开口腔,用口腔慢慢呼气,同时想象自己所有的不快、烦恼、委屈、压力都随着呼出的气体被排出了,反复进行。

◎想象放松法。选择安静的环境、舒适的姿势,闭上眼睛,听着音乐,想象自己身处梦寐以求的美景中,如沙滩、森林、草原等;非常放松、非常舒服、心情愉悦、轻松漫步……

每天适当进行自我放松训练,以减少各种压力带来的心理和身体的磨损。

小万的一个朋友因新冠肺炎去世。复工后,小万自我防护做得很好。天天居家锻炼,但每天阅读大量有关新冠肺炎的资讯,晚上一想到老朋友去世,就控制不住自己的思想,整晚睡不好,甚至导致血压升高。经过心理咨询师指导,积极进行自我放松,一周以后,情况发生很大变化,焦虑感大大减弱,睡眠恢复正常。

保持良好的睡眠。晚上睡不着，早上不想起，长时间不规律的作息，将原本固定的生物钟扰乱，这是复工后很多员工面临的问题。让自己睡个好觉是"能量满满"复工的基本条件。如何调节呢？无论夜间睡眠质量如何，必须按时起床，醒后避免赖床，白天保持适当的运动。睡眠时间长短因人而异，只要睡醒以后精神饱满，不影响白天正常的工作和生活即可。创建安全、清洁、安静、舒适的睡眠环境，如选择合适的寝具，避免干扰，维持适宜的温度、湿度，避免光线过亮等。养成良好的睡眠习惯，睡前避免令人兴奋的活动，如看刺激紧张的电视节目、长久谈话、进食、剧烈运动等，避免服用浓茶、咖啡、巧克力、酒精等食物。睡前可用热水泡脚、洗澡等。建立规律、有质量的睡眠模式，要做到想睡觉才上床，而不是一累就上床，不在床上从事与睡眠无关的活动，如看书、玩手机等；睡不着或无法入睡时，应立刻起床离开房间，从事一些简单的活动，直到睡意袭来再回到床上。

合理安排自己的作息，进行规律的运动、饮食、睡眠，照顾好自己的身体，这样可以最大限度地降低焦虑、恐惧等负面情绪给身心带来的损害，就会以饱满的热情投入新的工作中。

附录　心理健康问卷

抑郁量表见附表 1。

附表 1：抑郁量表

姓名：_____ 年龄：_____ 性别：_____ 文化程度：_____

地址：_____ 日期：_____ 第_____次筛查

问题：在过去两周内，有多少时候您受到以下问题困扰？	0= 完全不会	1= 有几天	2= 一半以上 的天数	3= 几乎每天
1. 做事时提不起劲或没有兴趣	0	1	2	3
2. 感到心情低落、沮丧或绝望	0	1	2	3
3. 入睡困难、睡不安稳或睡眠过多	0	1	2	3
4. 感觉疲倦或没有活力	0	1	2	3
5. 食欲不振或吃太多	0	1	2	3
6. 觉得自己很糟，或觉得自己很失败，或让自己或家人失望	0	1	2	3
7. 对事物专注有困难，例如阅读报纸或看电视时不能集中注意力	0	1	2	3
8. 动作或说话速度缓慢到别人已经觉察或正好相反，烦躁或坐立不安、动来动去的情况更胜于平常	0	1	2	3
9. 有不如死掉或用某种方式伤害自己的念头	0	1	2	3

如果发现自己有如上症状，它们影响到你的家庭生活、工作、人际关系的程度是：
没有困难 _____　有一些困难 _____　很多困难 _____　非常困难 _____

评分规则及治疗建议

分值	结果分析	治疗建议
0~4	没有抑郁	无
5~9	轻度抑郁	观察等待：随访时复查
10~14	中度抑郁	制订治疗计划
15~19	中重度抑郁	积极进行药物治疗和／或心理治疗
20~27	重度抑郁	首先选择药物治疗，若严重损伤或治疗无效，建议转移至精神疾病专科，进行心理治疗或综合治疗

广泛焦虑量表见附表2。

附表2：广泛焦虑量表

姓名：_____ 年龄：_____ 性别：____ 文化程度：_____

地址：_____ 日期：_____第_____次筛查

问题：在过去两周内，有多少时候您受到以下问题困扰？	0= 完全不会	1= 有几天	2= 一半以上 的天数	3= 几乎每天
1. 感觉紧张、焦虑或急切	0	1	2	3
2. 不能停止或控制担忧	0	1	2	3
3. 对各种各样的事情担忧过多	0	1	2	3
4. 很难放松下来	0	1	2	3
5. 由于不安而无法静坐	0	1	2	3
6. 变得容易烦恼或急躁	0	1	2	3
7. 感到似乎将有可怕的事情发生而害怕	0	1	2	3

如果发现自己有如上症状，它们影响到你的家庭生活、工作、人际关系的程度是：

没有困难 _____ 有一些困难 _____ 很多困难 _____ 非常困难 _____

评分规则及治疗建议

分值	结果分析	治疗建议
0~4	没有焦虑	无
5~9	轻度焦虑	观察等待：及时随访
10~14	中度焦虑	制订治疗计划，考虑心理咨询，随访和/或药物治疗
15~21	重度焦虑	积极药物治疗和/或心理治疗

作者简介

张 静

国家一级心理咨询师、专栏作家、共青团中央特聘专家、湖北省妇女联合会执委、高效学习专家、湖北省心理咨询师协会常务理事。

长期从事一线心理健康教育及心理咨询工作，具有丰富的实践经验和理论研究成果。在青少年人格重塑，高效学习、网瘾、早恋、亲子关系、人际关系，考前减压、职业生涯等方面形成了独树一帜的心理咨询模式。2008年赴四川重灾区北川县参加中国社会科学院心理研究所组织的灾后创伤性心理辅导，2010年被湖北省政府派往深圳富士康科技集团实施心理援助。曾先后荣获"全国优秀心理学工作者""全国巾帼建功标兵""湖北省三八红旗手""湖北省优秀政协委员"等荣誉称号。